Dr. D. Michalik – **Durch Krankheit gesund oder die homöopathische Alternative**

Dr. D. Michalik

Durch Krankheit gesund oder die homöopathische Alternative

VERLAG WILHELM ENNSTHALER, STEYR

2. Auflage 1987

ISBN 3 85068 230 7

Satz, Druck und Verlag: Wilhelm Ennsthaler, A-4402 Steyr

Inhaltsverzeichnis

Einleitung

Dieses Buch umfaßt einen theoretischen und einen praktischen Teil.
Im ersten bzw. theoretischen Teil wird ausgeführt, daß Chemotherapie, d.h. die Therapie mit allopathischen Medikamenten, krank macht. Dem wird die heilende Wirkung der homöopathischen Arzneien gegenübergestellt, die durch Krankheit gesund machen.
Gleichzeitig ist dieser theoretische Teil auch eine leicht verständliche Einführung in die Grundlagen der Homöopathie. Aufklärung und Information in diesem Sinne sind dringend erforderlich, da die Tatsache immer offenkundiger wird, daß die heute übliche Chemotherapie zu einer erstrangigen Quelle der sich immer weiter ausbreitenden Zivilisationskrankheiten geworden ist.
Der praktische Teil hilft in Form einer homöopathischen Hausapotheke jedem interessierten Laien bei häufig vorkommenden akuten Krankheiten und Beschwerden, rasch eine bewährte homöopathische Arznei zu finden. Gleichzeitig bekommt er den Hinweis, in welcher Potenz (= Zubereitungsart) und wie oft die Arznei einzunehmen ist.
Hier sind akute Krankheiten und Beschwerden alphabetisch geordnet und leicht auffindbar. Die heilenden Arzneien werden ihnen zugeordnet.
Es gibt heute viele, die sich der Schäden bewußt sind, die chemische bzw. allopathische Medikamente anrichten. Oft hat dieser Personenkreis nicht sofort einen Arzt, der zu einer passenden homöopathischen Arznei raten kann.
Die homöopathische Hausapotheke ist in der Lage, über akute Beschwerden rasch und gut hinwegzuhelfen. Langfristig sollte sich jedoch jeder um einen Heilkundigen bemühen, der Homöopathie im Sinne Hahnemanns praktiziert.

Einleitung

I. Teil

Geistiges und materielles Prinzip

Wenn wir uns mit den Begriffen Gesundheit und Krankheit auseinandersetzen, so können wir zwei Betrachtungsweisen unterscheiden. Die eine sei das geistige und die andere das materielle Prinzip genannt.
Dem geistigen Prinzip liegt die Annahme zu Grunde, daß der Mensch eine Einheit aus Geist und Körper ist.
Dabei gehen wir davon aus, daß die Ursachen von Gesundheit und Krankheit in der geistig-seelischen Verfassung des Menschen liegen.
Krankheit macht offenbar, daß die geistig-seelische Verfassung des Menschen gestört ist.
Sie ist Aufforderung und Hilfe gleichzeitig, diese Störung selbstkritisch zu erkennen und zu beseitigen.
Krankheit zeigt dem Menschen, daß er in seinem Denken und Tun etwas ändern muß, wenn er wieder gesund werden will.
Vom geistigen Prinzip aus betrachtet, ist Krankheit ein sinnvolles Ereignis. Es weist auf eine Unordnung in unserem Innern hin, die es zu beseitigen gilt.
Nur eine Therapie, die den Sinn des Krankseins erfüllt, kann zu Gesundheit führen. Homöopathie ist eine solche Therapie, denn sie macht durch Krankheit gesund.
In den Kapiteln über Homöopathie soll dies näher ausgeführt werden.
Zunächst sei noch einiges über das materielle Prinzip gesagt.
Beim materiellen Prinzip geht man davon aus, daß Gesundheit oder Krankheit die Folgen von zufällig gut oder schlecht funktionierenden Organen oder Geweben sind. Krankheit hat hier keinen tieferen Sinn und wird als genauso sinnlos betrachtet wie das zufällige „Nichtfunktionieren" eines Automotors.
Grundsätzlich unterscheiden sich die Methoden nicht, mit deren Hilfe man – gemäß dem materiellen Prinzip – die Krankheit eines Menschen und die Störung eines Automotors zu beheben versucht.
So wird heute der Begriff „Diagnostik" nicht nur in einer Arztpraxis, sondern auch in einer Autowerkstatt gebraucht.

Diagnostik

Vom schon genannten materiellen Prinzip ausgehend, hat die medizinische Wissenschaft mit Hilfe der Technik Voraussetzungen für eine umfangreiche Diagnostik, für zahlreiche chirurgische Maßnahmen und für eine Chemotherapie ungeahnten Ausmaßes geschaffen. Die zahlreichen Blutuntersuchungen, histologischen Gewebekontrollen, EKG's, EEG's, nuklearmedizinischen Untersuchungen, Ultraschall- und Röntgenkontrollen sind, von wenigen Ausnahmen abgesehen, an sich ungefährlich und verursachen keine Schäden. Doch ist immer zu bedenken, daß diese Diagnostik sowohl Therapeuten als auch Patienten von der eigentlichen Krankheitsursache (und damit von der Krankheit) ablenkt. Dadurch passiert es immer wieder, daß die genannten diagnostischen Maßnahmen das Gesundwerden erschweren oder ganz verhindern.
Der Patient, der zur Krebsvorsorge geht, vergißt, daß er **nicht** gesund ist, wenn eine nachweisbare krebsartige Veränderung nicht besteht.

Patient und Arzt haben längst vergessen, daß die Angst, die die Menschen zur Krebsvorsorge führt, eine genauso schlimme Krankheit ist wie der nachgewiesene Krebs. Krank ist schon, wer freiwillig zur Krebsvorsorge geht.

Für diese Krankheit gibt es in der auf das materielle Prinzip aufbauenden Schulmedizin natürlich keine Diagnose und keine Therapie – deswegen existiert sie für die Schulmedizin auch nicht. Je weniger Arzt und Patient über diese Tatsache nachdenken, desto größer wird die Angst, desto mehr Diagnostik wird betrieben, desto schwieriger wird es für den betroffenen Patienten, von seiner Angst geheilt zu werden – bis es eines Tages gar nicht mehr möglich ist.

Sobald ein Patient für seine Beschwerden das Schubfach einer Diagnose gefunden hat, wird er dazu verführt, nicht mehr über die tiefer liegenden Ursachen besagter Beschwerden nachzudenken. Die Ursachen bleiben bestehen, werden sich gesetzmäßig vermehren und zu einer Verschlimmerung des Krankheitszustandes führen. Man wird diesem objektiv erfaßbaren Tatbestand mit vermehrter Diagnostik und Therapie begegnen, ohne am eigentlichen Kern des Übels auch nur das geringste ändern zu können. Je mehr sich ein Patient der diagnostischen Maschinerie ausliefert, desto schwieriger wird es für ihn, den Urgrund seines Krankseins zu erkennen und den Weg zur Gesundheit zu beschreiten.

Operationen

Es wird immer wieder Situationen geben, in denen für die Betroffenen eine Operation eine hilfreiche Maßnahme bedeutet. Auf Grund einer hochentwickelten Technik ist es heute möglich, zahlreiche chirurgische Eingriffe vorzunehmen, die die Patienten ohne größeres Risiko überstehen.
Aber – eine Hilfe sind (auch gelungene) Operationen nur dann, wenn die Betroffenen einen solchen Eingriff nicht mit Heilung gleichsetzen. Mit der gelungenen Entfernung eines Nierensteines ist das Leiden nicht geheilt, welches zur Steinbildung geführt hat. Dieses Prinzip gilt für alle Operationen.
Darüberhinaus ist zu bedenken, daß zahlreiche Operationen erst nach vorausgegangener Chemotherapie notwendig werden. So kann es sich ohne weiteres ereignen, daß jemand jahrelang seine Kopfschmerzen mit den üblichen Migränemitteln behandelt. Auf einmal wird ein Gallenstein festgestellt, der so akute Beschwerden verursacht, daß es dringend notwendig erscheint, diesen zu entfernen. Hätte sich der Betroffene früher mit seinen Kopfschmerzen angemessen auseinandergesetzt, so hätte er sich die „notwendige" Gallensteinoperation ersparen können.

Chemotherapie

Damit kommen wir zu einem dritten Bereich, der auf dem materiellen Prinzip aufbaut, nämlich zur Chemotherapie, d.h. zur Behandlung mit chemischen bzw. allopathischen Medikamenten. Chemische oder allopathische Medikamente sind solche, die gemäß chemischen oder physikalischen Gesetzen nachweisbar und meßbar auf den menschlichen Körper einwirken. Sie lassen sich in mehreren großen Gruppen zusammenfassen, als da sind:

1. die Schmerzmittel oder Analgetika
2. die Beruhigungsmittel, Schlafmittel, Antidepressiva, alle zusammen Psychopharmaka genannt.
3. die Hormone
4. die Antibiotika
5. Herz- und Kreislaufmittel
6. die Genußmittel

Letztere werden offiziell nicht zu den üblichen Medikamenten gezählt, sie wirken aber im Grunde genau so wie diese. Sie wirken – wie oben bereits beschrieben – gemäß chemischen oder physikalischen Gesetzen meß- und nachweisbar auf den Menschen ein. So ist das Coffein des Kaffees in zahlreichen Kopfschmerzmitteln enthalten; die chemische Substanz des Alkohols ist mit einigen Beruhigungs-, Schlaf- und Narkosemitteln verwandt.

Das Nikotin der Zigarette hat große Ähnlichkeit mit der Nikotinsäure vieler Durchblutungsmittel.

Dem Morphium sehr nahe verwandt ist das Codein, welches als Hustenblocker in sehr vielen Hustenmitteln enthalten ist. Darüberhinaus ist eine Wechselwirkung zwischen allopathischen Medikamenten und Genußmitteln erkennbar. Kinder, die schon im Bauch der Mutter, als Säuglinge und im Kleinkinderalter immer wieder chemische Medikamente erhielten, sind im Alter von 10 – 15 Jahren (und natürlich auch darüber) besonders suchtanfällig. Wobei diese Alkohol trinkenden und

Zigaretten rauchenden Kinder nicht wissen können, daß sie nur eine Sucht fortsetzen, die schon im Mutterleib oder im Kleinkindalter ihren Anfang genommen hat. Diesen süchtigen Kindern und Jugendlichen ist auch nicht bewußt, daß ihre Sucht nur ein Symptom ihrer chronischen Krankheit ist, die schon viel früher begonnen hat.

Gesunde Menschen haben nicht das Verlangen nach Alkohol, Zigaretten und anderen Genußmitteln. Krank wird man nicht, wenn man raucht, krank ist man, wenn man raucht.

Der Aspekt, daß Medikamente eine Suchtanfälligkeit vorbereiten, mag ungewohnt sein; jedoch die andere Wechselwirkung ist altbekannt: daß die Einnahme von Genußmitteln früher oder später zu Schäden führt, die es notwendig erscheinen lassen, zusätzliche Medikamente einzunehmen. Wir haben uns daran gewöhnt.

Unterdrückung und Betäubung

Alle Medikamente (soweit sie überhaupt eine Wirkung bringen) und alle Genußmittel haben gemeinsam, daß sie unterdrücken oder betäuben.

Die Einnahme eines Antibiotikums bei einem Husten soll als Beispiel für eine Unterdrückung dienen. Bakterien, die einen solchen Husten auslösen, lassen sich mit einem Antibiotikum abtöten, das ist sogar im Reagenzglas nachweisbar. Damit kann das Fieber sinken und der Husten kurzfristig besser werden. Bakterien sind immer im Rachen- und Atemraum vorhanden.

Doch die tiefer sitzende Störung, die dazu geführt hat, daß Bakterien einen solchen Infekt mit Husten und Fieber auslösen konnten, diese Störung ist mit der Einnahme des Antibiotikums nicht behoben. Sie wirkt fort.

Ursprünglich ist der Infekt, wobei Fieber entsteht und sich Eiter bildet (der nach einigen Tagen als Auswurf abgehustet wird), für den betroffenen Menschen eine Möglichkeit, die genannte Störung auszuheilen.

Fieber und akuter Husten werden, allopathisch behandelt, bald wieder auftreten, solange der Mensch noch einigermaßen gesund ist. Mit zunehmender Wiederholung des Antibiotikums erreicht man ein zunehmendes Verschwinden der akuten Symptome, statt dessen treten aber chronische Beschwerden auf.

Die Beispiele sind Legion, in denen sich aus einem so behandelten Husten manchmal langsam, manchmal schnell, manchmal über Nacht – Asthma entwickelt. Kinder mit dieser Krankengeschichte bilden einen wesentlichen Teil unserer Patienten. In diesem Zustand kann nur eine homöopathische Therapie die unterdrückten physiologischen Prozesse wieder in Gang bringen. Immer wieder dürfen wir erleben, wie diese Kinder von solcher Art chronischen Krankseins befreit werden, weil sie nach Einnahme einer homöopathischen Arznei

wieder die Fähigkeit bekommen, Infekte zu durchlaufen und auszuheilen.
Ein anderes Beispiel für Unterdrückung – weitverbreitet und gar nicht als solche betrachtet – ist die „Pille". Mit ihr unterdrückt die Frau einen regelmäßigen monatlichen Zyklus. Die daraus resultierenden Schäden im Bereich der Gefäße, der Leber, der Nieren, des Gemütes und der Fruchtbarkeit sind hinlänglich bekannt. **Keine Frau nimmt die „Pille" ein, ohne tiefgreifende Störungen zu erleben.** Immer deutlicher sichtbar wird darüberhinaus der Zusammenhang zwischen Einnahme dieser Medikamente und der Entstehung von Krebs. Wenn man Krebs mit Hormonen zu behandeln versucht, so liegt auf der Hand, daß die Möglichkeit des Krebsverursachens durch Hormone, sprich die „Pille", genau so besteht. Man ist etwas zurückhaltender geworden, ausgewachsenen Frauen dies Medikament zu verordnen, aber dafür erfreut es sich leider einer großen Beliebtheit bei einer Unzahl junger (dummgemachter) Mädchen.
Der Begriff der Betäubung ist uns geläufiger als der der Unterdrückung.
Ich erinnere mich einer Patientin, die sich kolikartige Gallenschmerzen immer wieder mit entsprechenden Analgetika (Schmerzmittel) betäuben ließ. Plötzlich wurde eine Gallensteinoperation notwendig, die nur der Auftakt zu einer Reihe von anderen Operationen war.
Eine andere Patientin hatte über ein Jahrzehnt ihre Kopfschmerzen z.T. mehrmals wöchentlich mit Schmerzmitteln betäubt. Sie bekam bei einem Aufenthalt an der Nordsee eine sehr heftige und unangenehme Bronchitis, wobei sie eigentlich ganz physiologisch und gesund auf das Reizklima reagiert hatte. Dieser akute, heftige und ungewohnte Infekt war für sie die Möglichkeit, einen Weg zu gehen, der sie von dem jahrelangen Schmerzmittelmißbrauch wegführen konnte. Sie hat jedoch diese Möglichkeit nicht wahrgenommen, sondern auf Grund ärztlichen Rates diesen Infekt des Rachen- und Atemraumes mit einem Antibiotikum unterdrückt. Die Folge war ein chronischer Husten, der bald in Asthma überging. Sie

nahm, auch des Nachts, regelmäßig Asthmamittel und glaubte, ohne Cortison nicht mehr leben zu können. Diese Patientin besaß nicht mehr die Kraft für eine homöopathische Therapie. Die Zukunft dieser Frau war gleichzusetzen mit der ständigen Angst zu ersticken und mit dem Verdrängen der Tatsache, daß sie im Begriff war, einen langsamen, qualvollen Tod zu sterben.

Grundsätzlich läßt sich beobachten, daß mit allopathischen Medikamenten akute Symptome betäubt und unterdrückt werden; weiter, daß diese akuten Symptome nach kurzer Zeit in verstärkter Form wieder auftreten oder aber, daß an Stelle dieser akuten Symptome chronische zum Vorschein kommen, die einer Therapie schwerer zugänglich sind.

Die Behandlung der akuten Krankheit mit allopathischen Medikamenten ist der unvermeidliche Weg in die chronische Krankheit.

Man muß davon ausgehen, daß das Ausheilen einer akuten Krankheit für den Menschen bedeutet, ein Stück weiter weggekommen zu sein von der in ihm schlummernden chronischen Krankheit. So wie jeder Mensch die Möglichkeit zu einer chronischen Krankheit in sich trägt, so ist ihm andererseits die Möglichkeit gegeben, durch das Ausheilen seiner akuten Infekte seine chronische Krankheit immer mehr zu überwinden.

So läßt sich beobachten, daß jemand, der seit langer Zeit an chronischen rheumatischen Beschwerden leidet, durch ein homöopathisches Ausheilen einer akut aufgetretenen grippalen Erkrankung eine deutliche Linderung seiner chronischen Rheumaschmerzen erlebt.

Der umgekehrte Weg ist heute leider häufiger:
ein Patient unterdrückt seine akute Grippe mit einem Grippemittel und wird dann monate- oder jahrelang von unangenehmen Gelenkschmerzen geplagt.

Sozialversicherungen und Fremdbestimmung

Diagnostische, operative und chemotherapeutische Maßnahmen konnten in den letzten Jahrzehnten in einem solchen Ausmaß zur Anwendung kommen, da Ende des vorigen Jahrhunderts die Einrichtung der Sozialversicherungen geschaffen worden ist. Damit waren die finanziellen Voraussetzungen gegeben, daß „Gesundheitsmaßnahmen" etwas wurden, worauf jedermann Anspruch hatte.

Nachdem diese Sozialversicherungen etwa 100 Jahre bestehen, kann man mit Sicherheit feststellen, daß sie **mehr** Gesundheit **nicht** bewirken.

Es gab noch nie so viele Kranke wie derzeit. Gleichzeitig hat es noch nie so viele Krankenhäuser, Ärzte, Apotheken, Medikamente und Gesundheitsläden wie in den letzten 20–30 Jahren gegeben.

Wenn man näher hinsieht, so findet man keinen Menschen mehr, der nicht einen oder mehrere Ärzte hat, den oder die er regelmäßig aufsucht. Genauer betrachtet, ist unsere gesamte Gesellschaft ein einziges wandelndes Krankenlager.

Nur weil Gesundheit fehlt, muß von den Vertretern der Gesundheitsindustrie verkündet werden, wie gesund die Gesellschaft ist.

Nachdem es die Einrichtung der gesetzlichen Krankenkassen einige jahrzehntelang gab, ließ sich beobachten, daß die Menschen krankheitsanfälliger wurden und daß ihre Unfähigkeit zunahm, akute Beschwerden aus eigener Kraft zu überwinden.

Damit haben sie zunächst einmal ganz normal auf die unhaltbaren Versprechungen der Gesundheitsindustrie im allgemeinen und der chemischen Industrie im besonderen reagiert.

Seit jeher war der Mensch daran gewöhnt, die zu einem Schnupfen gehörende verstopfte Nase mehr oder weniger

geduldig zu ertragen, um nach ein paar Tagen die ganze Angelegenheit wieder vergessen zu können. Dann auf einmal war es nicht mehr möglich, tagsüber zu arbeiten oder nachts Schlaf zu finden, „... wenn ich meine Nasentropfen nicht nehme!"
Anfangs kam man mit dieser Einstellung noch einigermaßen zurecht. Doch zunehmend erlebte man, daß ein Schnupfen nicht nur ein paar Tage, sondern mehrere Wochen andauerte oder daß sich anstelle eines Schnupfens sogenannte chronische Nebenhöhlenbeschwerden einstellten. Diese hörten gar nicht mehr auf und ließen daher weitere medikamentöse (später auch chirurgische) Maßnahmen notwendig erscheinen.
Die Betroffenen haben also zu einem großen Teil verlernt, mit den Beschwerden eines Schnupfens umzugehen. Sie haben ihre akute Erkältung unterdrückt und sich statt dessen wesentlich langwierigere und unangenehmere Schwierigkeiten ein gehandelt. Kaum jemandem wurde dabei bewußt, daß die chronischen Nebenhöhlenbeschwerden etwas mit der vorangegangenen Einnahme der Nasentropfen zu tun hatten, diese wurden ja dauernd weiterverschrieben.
Sehr oft ist die Frage berechtigt, ob die vom Arzt gestellte Diagnose überhaupt etwas mit den ihm geschilderten Symptomen zu tun hat. Dann muß beispielsweise die berühmte Bauchspeicheldrüse für alle möglichen Arten von Schmerzen im Bauchbereich, die gestörte Durchblutung des Gehirns für die verschiedensten Formen des Schwindels und die Kreislaufstörung für das Auftreten zahlreicher Schwächeanfälle herhalten.
Arzt und Patient sind es dann zufrieden. Man hat für die geschilderten Beschwerden die Schublade einer Diagnose gefunden, und weiteres Nachdenken ist nicht mehr erforderlich.
Damit verlernt der Mensch in zunehmendem Maße, sich eigenverantwortlich mit seinen Beschwerden auseinanderzusetzen. Er unterliegt einer zunehmenden Fremdbestimmung durch die Gesundheitsindustrie.
Mit dieser Fremdbestimmung verliert der Einzelne die Fähigkeit, seine Organe selbst zu gestalten. **Denn jenseits von aller Wissenschaft und Medizin ist es dem Menschen gegeben, seine Organe zu erfühlen und zu gestalten.**

Seit seinen Anfängen (lange vor Wissenschaft und Medizin, wie sie sich heute zeigen) kann der Mensch diese Fähigkeit erlernen. Jeder einzelne kann, und, wenn er gesund werden will, muß sich immer wieder aufs neue diese Fähigkeit erwerben. Voraussetzung dafür ist das Erleben von und die bewußte Auseinandersetzung mit akuten Schmerzen, akuten Beschwerden (wie Schwindel, Schwächezustände, Übelkeit) und akuten Infekten ohne diagnostische oder chemotherapeutische Fremdbestimmung.
Die auf die Sozialversicherungen aufbauende Gesundheitsindustrie hat zu einer Fremdbestimmung ungeahnten Ausmaßes geführt.
Die Folge sind chronische Krankheiten und Krebs. **Krebs verhindern wir nicht durch einen riesig aufgebauschten Vorsorgeapparat, sondern durch die Fähigkeit unsere Organe zu gestalten. Jede Fremdbestimmung vermindert oder nimmt uns diese Fähigkeit.**
Es liegt auf der Hand: Sozialversicherungen und Gesundheitsindustrie, die ein noch nie dagewesenes Ausmaß an Fremdbestimmung mit sich gebracht haben, sind zu wesentlichen Ursachen für das massenhafte Auftreten von chronischen Krankheiten und Krebs in den letzten Jahrzehnten geworden.
Obwohl eine gegenteilige Propaganda immer verkündet wurde und immer noch verkündet wird, bleibt die Tatsache bestehen: seit der Einführung der Sozialversicherungen gibt es nicht mehr Gesundheit, sondern mehr Krankheit. Es gibt heute nicht weniger, sondern mehr Krebs.
Es steht außer Zweifel, daß Krankenhausaufenthalte und evtl. dazugehörende Operationen für den durchschnittlichen Arbeitnehmer erst durch die gesetzlichen Krankenversicherungen möglich geworden sind. Andererseits ist zu bedenken, daß die meisten Krankheitszustände, die solche Maßnahmen als notwendig erscheinen lassen, eine Folge der Bedingungen sind, die durch die gesetzlichen Krankenkassenversicherungen künstlich geschaffen worden waren.
Demgegenüber läßt sich ins Feld führen, daß die Gesundheitsindustrie ein wesentlicher Teil unserer Volkswirtschaft gewor-

den ist, in dem viele Menschen einen Arbeitsplatz gefunden haben.
Es ist sehr zweifelhaft, ob diese Arbeitsplätze den Preis rechtfertigen, der dafür bezahlt wird.
Als Folge der systematischen Verseuchung der Gesellschaft mit industriell hergestellten Gesundheitsprodukten gibt es soviele chronisch Kranke wie noch nie. Krebs und andere unheilbare Krankheiten haben sich so ausgebreitet, daß man ohne Übertreibung anfangen kann, in diesem Zusammenhang von Epidemien zu sprechen.
Wenn eine Chemotherapie, wie sie heute üblich geworden ist, beibehalten wird, so ist eine Entwicklung zu Epidemien absehbar, an denen große Teile, wenn nicht der größte Teil, der Bevölkerung sterben werden.

Heutige Situation

Bevor ich auf die heute erkennbaren Folgen der Chemotherapie eingehe, möchte ich kurz zitieren, was der Arzt Samuel Hahnemann, der Begründer der Homöopathie, zu diesem Thema bereits im Jahre 1835 schreibt. Zu der Zeit konnte von einer Chemotherapie heutigen Ausmaßes noch längst nicht die Rede sein.
In seinem Buch „Die chronischen Krankheiten" schreibt er:
„Fast ebenso sehr nahe und oft noch näher der Unheilbarkeit kommen diejenigen chronischen Krankheiten, die durch die Hände verschiedener, oft vieler allopathischer Ärzte gegangen sind, welche alle modischen Kurarten, alle aus England, Frankreich oder Italien ruhmredig angepriesenen Mittel, alle stark wirkenden Vielgemische übergeschäftig an ihnen durchprobiert hatten. Der Arzt hat da keine natürliche einfache psorische Krankheit vor sich; erst müssen die vielen, chronischen Arznei-Krankheiten nach und nach bei einigem Anfange homöopathischer Kur, bei gebesserter Lebensweise und geregelter Diät entweichen, ehe der echte Heilkünstler mit der Zeit wieder ein zum Teil reines, dem ursprünglichen ähnliches Siechentum vor sich sieht und zu bekämpfen fähig ist."
Genau das, nur in viel stärkerem Ausmaße, ist unsere heutige Situation.
Der Patient geht mit großen oder kleinen „natürlichen" Beschwerden in die ärztliche Praxis; er unterzieht sich einer entsprechenden Diagnostik, er bekommt danach allopathische Medikamente verordnet und erlebt folgendes:
Seine anfänglichen Beschwerden werden in zunehmendem Maße größer, oder zu den ersten Beschwerden kommen weitere hinzu, oder aber die ursprünglichen Beschwerden verschwinden und es treten statt ihrer neue und schlimmere auf.
Der Patient erlebt, daß sich sein ursprüngliches „natürliches" Kranksein um ein künstliches bzw. medizinisch verursachtes verschlimmert.

Dem ursprünglichen Kranksein heute zu begegnen, wird immer schwieriger. Man hat durch eine systematische Versorgung der Gesellschaft mit chemischen Medikamenten nicht nur Erwachsene künstlich krank gemacht, man ist auch in zunehmendem Maße dazu übergegangen, Kinder – oft genug schon im Mutterleib – an die Produkte der Gesundheitsindustrie zu „gewöhnen". Damit werden auch sie schon künstlich krank gemacht.
Durch die systematische Verseuchung der Gesellschaft mit schulmedizinischem Gedankengut, mit allopathischen Medikamenten und mit Genußmitteln hat das künstliche – gleich medizinisch verursachte – Kranksein (was es in milderer Form schon immer gegeben hat) ungeahnte Ausmaße angenommen. Ein massenhaftes Kranksein in den verschiedensten Erscheinungsformen ist die Folge davon.
Die Schwächung der Abwehrkraft des Menschen durch Chemotherapie und Genußmittel führt in gehäuftem Maße zu Krankheitsbildern wie Allergien, Asthma, Rheumatismus, Krebs. Darüberhinaus könnte man nun noch eine nahezu endlose Reihe von Krankheitsnamen anfügen, die aber eigentlich alle dasselbe ausdrücken.
In jedem Menschen schlummert die Möglichkeit zu einer dieser chronischen Krankheiten. Die medizinisch verursachte Abwehrschwäche bringt es mit sich, daß diese Krankheiten schneller und gehäufter auftreten, das zeigt sich bei jedem Einzelnen auf die für ihn charakteristische Art und Weise. Selbstverständlich gibt es fast alle diese krankhaften Erscheinungen auch als natürliche oder ursprüngliche Krankheiten, doch zeigen sie dann einen anderen Verlauf und treten wesentlich seltener auf.
Vor 40–50 Jahren war es extrem selten, daß jemand Heuschnupfen oder Asthma hatte. Heute gibt es keine Schulklasse mehr, in der nicht mehrere Kinder diese Krankheitsbilder zeigen.
Man geht regelmäßig zum Arzt, hört interessant klingende Krankheitsnamen und nimmt regelmäßig Medikamente ein, weil viele andere es auch so halten. Wenn dann zunehmend

nicht nur Erwachsene, sondern auch schon Kinder an Krebs oder ähnlichen Krankheitserscheinungen sterben, so wird gesagt, das eine hat mit dem anderen nichts zu tun. Krebs und Rheumatismus sind so häufig geworden, daß man schon von Seuchen sprechen kann; doch noch ist das nicht der übliche Sprachgebrauch. Statt dessen behauptet die Gesundheitsindustrie, daß man beide genannten Krankheiten erfolgreich bekämpfen könne. Mit viel propagandistischem Aufwand versucht sie, die Lügen zu verbergen, die hinter dieser Behauptung stecken, so wie das jede Propaganda tut.
In den letzten Jahren tritt zunehmend eine Krankheit auf, die „AIDS" genannt wird. Sie soll durch einen Virus ausgelöst werden und unheilbar sein, da man keinen Wirkstoff gegen diesen Virus kennt. Man ist eifrig auf der Suche nach diesem Wirkstoff. „AIDS" bedeutet wörtlich übersetzt: „Erworbene Abwehrschwäche". Der Virus, der schon immer vorhanden war, macht jetzt nur offenbar, daß die Abwehrkräfte der Betroffenen äußerst geschwächt sind.
Die von ihm Infizierten (Erkrankten) können nicht mehr mit einem akuten Infekt reagieren und darüber gesund werden. Die so Geschwächten sterben einen qualvollen Tod. Auch hier ist die tiefere Ursache nicht ein Virus, sondern die durch Chemotherapie und Genußmittel bedingte Abwehrschwäche. „AIDS" macht uns sichtbar, was die Gesellschaft erwartet, wenn die systematische Verseuchung mit allopathischen Medikamenten und Genußmitteln beibehalten wird.
Während die Menschen jetzt noch relativ langsam an „AIDS" und den anderen obengenannten chronischen Krankheiten sterben, werden sie bald rasch und in Massen an einer „AIDS" vergleichbaren Epidemie sterben. Daran wird sich auch nichts ändern, wenn man möglicherweise einen Wirkstoff gegen diesen Virus findet. Es wird sich ein neuer Erreger heranbilden, der noch schneller das bewirkt, was heute durch den „AIDS"-Virus ausgelöst wird. Diesen „Wettlauf" wird der Mensch niemals gewinnen. Ein Vergleich soll diese Behauptung verdeutlichen.
Es ist bekannt, daß in der Landwirtschaft durch Schädlingsbe-

kämpfungsmittel resistente und sehr aktive Schädlinge gezüchtet werden. Vergleichbares passiert beim Menschen durch die systematische Anwendung von Chemotherapie.
Die Folgen zeichnen sich immer deutlicher ab.
Einerseits wird die Abwehrschwäche des Menschen immer größer, andererseits werden wirksame und nicht zu vernichtende Erreger gezüchtet.
So wie es immer in kritischen Zeiten unserer Geschichte Seuchen gegeben hat, wird es auch diesmal wieder zu seuchenartigen Zuständen kommen. Das Ausmaß einer solchen Seuche wird in einem proportionalen Verhältnis zu dem Ausmaß stehen, in dem die Bevölkerung Europas und anderer Erdteile mit allopathischen Medikamenten und mit Genußmitteln vergiftet wurde. Erwiesen ist, daß kaum ein anderes Land so gründlich mit Genußmitteln und allopathischen Medikamenten versehen wird wie die Bundesrepublik Deutschland. (Das besondere Kennzeichen bundesdeutscher Urlauber im In- und Ausland sind die Tablettenschächtelchen, die bei jeder Mahlzeit mit auf dem Tisch stehen.)
Eine Seuche wie „AIDS", an der die Menschen sterben werden wie an der Pest im Mittelalter, hat denselben reinigenden Sinn wie alle anderen Seuchen auch. Sie wird zeigen, daß Medikamente und Genußmittel Gifte sind und nicht als heilende Arzneien oder als mehr oder weniger angenehme Attribute des Lebens betrachtet werden können. Eine solche Seuche macht auch deutlich, daß die so Vergifteten eigentlich lebensüberdrüssig sind, nicht mehr die Kraft zu einem sinnvollen Leben aufbringen und – ganz einfach – sterben **wollen**.

Beispiele für homöopathische Therapie

In dieser Situation zeigt die Erfahrung, daß Homöopathie eine Möglichkeit ist, aus der Sackgasse der Chemotherapie herauszukommen.
Einige Beispiele sollen belegen, was eine konsequente homöopathische Therapie ermöglichen kann.
Ein 44-jähriger Patient kommt in die Sprechstunde und berichtet: Mit Anfang 20 hatte er immer wieder Mandelentzündungen und bekam nach wiederholter antibiotischer Therapie die Mandeln herausgenommen. Später, besonders gegen Ende 20, hat er seine immer häufiger werdenden grippalen Infekte mit Schmerz- und Grippemitteln unterdrückt. Etwa seit derselben Zeit hat er sich immer wieder schlapp und leistungsunfähig gefühlt, was über 10 Jahre angehalten hat. Es wurden wiederholt erhöhte Leberwerte beobachtet und dabei die Diagnose eines Leberschadens gestellt. Vor etwa 2 Jahren hat er sich bei seiner Frau mit einer Gonorrhoe infiziert, die mit einem Antibiotikum unterdrückt worden war. Kurze Zeit darauf hat er auf einem Ohr eine Hörsturz (plötzlicher Gehörverlust) erlebt; er ging ins Krankenhaus, bekam durchblutungsfördernde Infusionen, und das Hörvermögen normalisierte sich wieder. Die geschilderten Schwierigkeiten hat er nach einiger Zeit genauso mit dem anderen Ohr erlebt. Er unterzog sich derselben Therapie, und das Gehör kam ebenfalls wieder. Nun setzte plötzlich eine sehr schmerzhafte Schwellung und Rötung beider Ohrmuscheln ein, sie vergrößerten sich auf das 2–3-fache. Schmerzmittel und Antibiotika brachten keine Veränderung des Befundes. Schließlich wurde ihm in einer Universitätsklinik Cortison verordnet, worauf die Schwellung der Ohrmuscheln zurückging.
Als er zu mir in die Sprechstunde kam, nahm er seit einigen Wochen täglich 20 mg Cortison in Tablettenform ein. Nach Erhebung einer homöopathischen Anamnese und nach Absetzen aller allopathischer Medikamente (insbesondere des Cor-

tisons) erhielt der Patient eine Gabe Sulfur VM. 5 Wochen nach Einnahme der Arznei kam er wieder in die Sprechstunde und berichtete.

Er hatte kurz nach Verabreichung der Arznei noch einmal eine schmerzhafte Entzündung der Ohrmuscheln und einen äußerst unangenehmen Hörsturz erlebt. Beides klang unter der Einwirkung der einmal verabreichten Sulfurgabe wieder ab und trat nicht wieder auf. Nach anfänglichen Schwächezuständen fühlte er sich bald leistungsfähig wie seit Jahren nicht mehr. Der Schlaf der letzten Wochen war gut und erholsam gewesen, während er in den Jahren davor immer über schlechten und unerquicklichen Schlaf zu klagen gehabt hatte. Ohne die homöopathische Therapie hätte dieser Mann sehr bald einen der üblichen Cortisonschäden erlitten, wozu ein völliger Zusammenbruch des Abwehrsystems, Knochengeschwülste, Blutgeschwülste (Leukämie etc.) und verschiedene andere Tumoren gehören.

Ein anderes Beispiel:

Ein 40 Jahre alter Patient kam mit Asthma und Hautausschlägen zu mir. Er nahm die üblichen Asthmamittel ein und wandte Cortisonsalben an, wobei er insgesamt eine zunehmende Verschlechterung seines Befundes beobachten konnte. Die homöopathische Anamnese ergab, daß im Alter von 10–12 Jahren eine Lungenentzündung und Gelenkschmerzen mit einem Antibiotikum behandelt worden waren. Als er etwa 20 Jahre alt war, traten sehr schmerzhafte Nierenkoliken mit Steinabgängen auf, die ebenfalls des öfteren chemotherapeutisch, d.h. mit Schmerzmitteln, betäubt wurden. Im Verlauf der nächsten Jahre litt er häufig an asthmatischen Zuständen, die mit Hautausschlägen verbunden waren. Auch diese Beschwerden wurden, wie allgemein üblich, mit allopathischen Medikamenten behandelt.

Die homöopathische Anamnese und deren Ausarbeitung ergaben Symptome, die mich Silicea verordnen und alle anderen Medikamente absetzen ließen. Der Patient erlebte am Anfang eine deutliche Verschlimmerung seines Asthmas und seines

Hautzustandes; doch nach kurzer Zeit war sein Asthma völlig verschwunden, und etwas später klangen auch die Hautausschläge ab.

Ein anderes Beispiel:

Ein 20 Jahre alter Patient suchte mich auf, weil man bei ihm eine Myokarditis (das ist eine Entzündung des Herzmuskels) diagnostiziert hatte. Er hatte immer wieder viel Alkohol in Form von Bier und Schnaps getrunken, regelmäßig geraucht und von Zeit zu Zeit Kokain zu sich genommen. Darüberhinaus war er sportlich sehr aktiv – Wasserskilaufen war sein Lieblingssport. Eines Tages traten bei ihm plötzlich unheimlich starke Schmerzen in der Herzgegend auf. Man stellte die oben genannte Diagnose. Nun folgte ein Jahr, in dem er immer wieder Schmerzmittel, Antibiotika und regelmäßig Cortison einzunehmen hatte. Er war wochenweise wiederholt im Krankenhaus, versuchte aber auch immer wieder zu arbeiten, mußte diese Arbeitsversuche aber abbrechen und kam entweder wieder ins Krankenhaus oder lag Zuhause krank darnieder. Als er mich aufsuchte, hatte er als Dauermedikation täglich Cortisontabletten einzunehmen. Ich setzte alle Medikamente ab, er verzichtete auf Genußmittel, und wir warteten die Wirkung einer Gabe Sulfur in XM ab.

Nach einer vorübergehenden Verschlimmerung der Herzschmerzen fühlte sich der Patient bald so gut wie seit Monaten nicht mehr. Da er bei gebessertem Befinden mit dem Rauchen wieder rückfällig geworden war, wurde es notwendig, ihm noch einige Gaben Sulfur zu verabreichen, bis er ganz auf das Nikotin verzichtete und von seinen Beschwerden geheilt war. Wenige Wochen nach der ersten Sulfurgabe hatte er seine volle Arbeitsfähigkeit wieder erreicht. Da ihm seine Tätigkeit bei einer Zeitung nicht mehr gefiel, ließ er sich später umschulen.

Eines Tages stellte mir ein Ehepaar seinen 9-jährigen Sohn vor. Der Junge bekam seit etwa einem Jahr täglich 6–8 Tabletten Aspirin, weil er an einem „Rheumatischen Fieber" ohne Gelenkbeteiligung leide. Die Uni-Kliniken in Hannover

und Münster hätten – getrennt voneinander – diese Diagnose festgestellt.
Die Homöopathische Anamnese des Jungen ergab, daß seine Infekte seit Jahren mit fiebersenkenden Zäpfchen und Antibiotika unterdrückt worden waren. In den letzten Wochen, bevor er in meine Praxis kam, hatte er trotz der hohen Aspirindosen täglich etwas Fieber gehabt. Wesentliche andere Symptome ergaben sich nicht; der Junge erhielt eine Gabe Sulfur D 1000 und hatte trotz Absetzen allen Aspirins kein Fieber mehr.
Während er vorher nur schlaff und matt gewesen war, zeigte er nach der Sulfurgabe eine gesunde Aktivität und einen Appetit, wie schon lange nicht mehr. Nach etwa 2 Monaten verabreichte ich eine zweite Gabe Sulfur in XM. Nach kurzer Zeit begann er so heftig zu fiebern wie noch nie. Das Fieber blieb zwischen 40° und 41°, die dabei auftretenden Symptome ließen mich eine Gabe Lycopodium in D 60 verabreichen. Bald war der Junge fieberfrei und nach 2–3 Wochen topfit. Ich habe dann 2 Jahre lang nichts mehr von ihm gehört, bis mich der Vater eines Tages wegen eines normalen grippalen Infektes anrief. Dieser war nach einer Gabe Sulfur in nicht zu hoher Potenz bald abgeklungen. Nach einem weiteren Jahr rief uns der Vater abends an, um uns mitzuteilen, daß es seinem Sohn prächtig gehe und er sich nicht nur dann melden wolle, wenn etwas vorliege, sondern auch beim Gegenteil, und wie erfreut und dankbar sie seien.
Ein letztes Beispiel möchte ich noch erwähnen, weil mit Sicherheit hunderttausende von Kindern ähnliche Symptome zeigen.
Ein Mädchen von 10 Jahren wurde von den Eltern gebracht, es leide an einer spastischen Bronchitis, beim letzten Aufsuchen des Kinderarztes habe dieser gesagt, es sei Asthma, und er habe Asthmamittel verordnet.
Die Anamnese ergab, daß das Kind seit frühester Kindheit laufend Fiebermittel und Antibiotika zur Unterdrückung fieberhafter Infekte erhalten hatte. Die Infekte waren fast immer mit Husten verbunden gewesen. Es war überhaupt erstaun-

lich, wie gut das Mädchen bisher die ständige Vergiftung mit Medikamenten ertragen hatte, doch nun ging es nicht mehr. Ich verabreichte eine Gabe Sulfur (das ich mir inzwischen in hohen Potenzen selbst herstellte) und ließ alle Medikamente absetzen. Nach nur einer einzigen heftigen Atemnot-Attacke (ganz zu Anfang nach der Sulfurgabe) hatte das Mädchen nicht mehr über Asthma zu klagen. Das Kind bekam noch über ein Jahr lang etwa alle 2 Monate Sulfur in ansteigenden Potenzen von VM–XXM. Es wurde immer kräftiger, und man konnte beobachten, wie seine Fähigkeit zunahm, die natürlichen fieberhaften Infekte auszuheilen. Wochenlanger Husten blieb aus. Wenn sie ein paar Tage lang trockenen Husten hatte, löste sich dieser und war bald überwunden. Die Abstände zwischen den einzelnen Infekten wurden immer größer, und ihre Dauer nahm ebenso ab wie ihre Heftigkeit. Die bei den akuten Infekten nach entsprechenden Symptomen verabreichten homöopathische Arzneien in LM Potenzen taten ein Ihriges, dem Kind immer wieder rasch zu helfen.

Homöopathie

Wenn wir diese Beispiele betrachten, so geht daraus hervor, daß Chemotherapie – also die Anwendung von chemischen Medikamenten – den Menschen betäubt, unterdrückt und in letzter Konsequenz krank macht.
Grundsätzlich schwächt Chemotherapie die Abwehrkraft des Menschen.
Homöopathie hingegen richtet die darniederliegende Lebenskraft des Menschen auf und regt ihn an, fehlende Abwehrkräfte aufzubauen.
Sie ist eine mitsinnige Therapie, weil sie den Sinn des Krankseins erfüllt.
Homöopathie macht den Menschen gesund, indem sie etwas Ähnliches tut wie die natürliche Krankheit; sie führt den Menschen über ein homöopathisch verursachtes Kranksein zur Gesundheit. **Während Chemotherapie durch das Verdrängen der Krankheit krank macht, heilt Homöopathie durch das Annehmen der Krankheit.**
Dies Annehmen der Krankheit geschieht durch das Prinzip der Ähnlichkeitsregel und der Verschlimmerung. Beide Prinzipien sind wesentliche Bestandteile der Homöopathie und sollen im Folgenden erläutert werden.

Ähnlichkeitsregel

Auf die Ähnlichkeitsregel ist der Arzt Samuel Hahnemann, der Begründer der Homöopathie, in dem Jahre 1790 gestoßen. Er hatte Medizin studiert, übte aber seinen Beruf derzeit nicht aus, weil er die Art ärztlicher Praxis ablehnte, die sich aus seinem Studium ergab.
Statt dessen machte er Übersetzungen und verschaffte sich damit mühsam ein Existenzminimum bei einer immer größer werdenden Familie. Eines Tages übersetzte er das Buch eines schottischen Arztes. Es befaßt sich mit der heilenden Wirkung von Chinarinde bei Malaria. Cullen, so der Name des schottischen Arztes, behauptete, Chinarinde wirke auf die Magensäfte ein und führe auf diesem Wege zu einer Heilung.
Hierbei erinnerte sich Hahnemann daran, daß er selbst 1778, also vor 12 Jahren, bei einem Aufenthalt in Siebenbürgen Malaria gehabt und mit Chinarinde ausgeheilt hatte. Es kam ihm nun der Gedanke, ob er nicht mit derselben Arznei, mit der er einmal Malaria geheilt hatte, wieder Malaria verursachen könne.
Er wagte den Versuch und nahm Chinarinde als Gesunder zu sich. Nach kurzer Zeit bekam er unter Einwirkung dieser Arznei die Symptome, wie er sie bei seiner Malariaerkrankung gehabt hatte.
Er beobachtete zum Beispiel unter Einnahme von Chinarinde eine starke Hitze im Kopf mit heißer Stirn, wobei aber Hände und Füße auffallend kalt waren, dem eigentlichen Fieber gingen Herzklopfen, große Ängstlichkeit, Niesanfälle, Heißhunger und Schmerzen im Unterleib voraus. Beim Fieber wurde er nachts um 3 Uhr wach und war am Körper in Schweiß gebadet – bei auffallender Trockenheit der Füße. Das Fieber war abends von 17.00 – 19.00 Uhr immer besonders hoch.
Er machte diesen Versuch mehrmals bei sich und konnte immer wieder beobachten, daß die genannten Symptome, die er von seiner eigenen Krankheit her kannte, nach Einnahme der

Chinarinde auftraten und dann wieder verschwanden, wenn die Wirkung der Arznei nachließ.
Damit hatte Hahnemann die Ähnlichkeitsregel entdeckt (oder wiederentdeckt, denn schon Paracelsus hatte gesagt: „Nur der Skorpion heilt den Skorpion.") und im Versuch an sich selbst das erste Mal bestätigt.
Es zeigte sich ihm, daß er mit einer Arznei Symptome (= Krankheit) erzeugen als auch heilen konnte. Als Voraussetzung mußten die Symptome des Kranken ähnlich sein den Symptomen, die sich mit der heilenden Arznei bei einem Gesunden hervorrufen ließen.
Im täglichen Leben finden sich immer wieder Beispiele, in denen dieses Heilgesetz Anwendung findet. Hahnemann berichtet in seinem Buch „Das Organon der Heilkunst" von erfahrenen Köchen, die nach Verbrennungen an den Händen die verletzte Stelle sofort ans Feuer hielten oder in heißes Wasser tauchten. In den ersten Sekunden gab es eine unwahrscheinliche, fast unerträgliche Verschlimmerung des Schmerzes, doch dann klangen die Schmerzen rasch ab. Die Haut erneuerte sich danach nahezu unmerklich. Ich habe diese Erfahrung selbst gemacht, als ich mir einmal eine Handfläche an einer Herdplatte verbrannt hatte. Sofort habe ich die schmerzende Stelle unter heißes Wasser gehalten, es brannte erst „höllisch", doch der Schmerz ließ bald nach. Die verbrannte Stelle heilte rasch und fast unmerklich.
Ein anderes Beispiel ist der Umgang mit Erfrierungen. Die beste Behandlung von erfrorenen Körperteilen ist das Einreiben mit Schnee, verbunden mit vorsichtigem Massieren.
In beiden Fällen heilen wir Ähnliches mit Ähnlichem.
Wenn nun Hahnemann nach der Ähnlichkeitsregel heilen wollte, mußte er die Wirkung von Arzneistoffen prüfen. Er hat viele Jahre seines Lebens damit zugebracht, etwa 100 verschiedene Arzneien an sich und anderen Menschen zu prüfen. Die Symptome, die er mit Hilfe der geprüften Arzneien an sich selbst und an anderen Prüfern erzeugen konnte, hatte er sorgfältig geordnet und in zwei großen Arzneimittellehren veröffentlicht.

Diese beiden Arzneimittellehren, die „Reine Arzneimittellehre" und „Die chronischen Krankheiten", sind zusammen mit seinem „Organon der Heilkunst" die grundlegenden Werke der Homöopathie. Mit Hilfe seiner geprüften Arzneien war es ihm möglich, die Symptome seiner späteren Patienten einer dieser Arzneien zuzuordnen. Er konnte also beobachten, daß die ihm von einem Patienten geschilderten Symptome denjenigen ählich waren, die er mit einer Arznei hervorzurufen in der Lage war.
Einige Beispiele mögen dies erläutern.
Ein Patient klagte über heftige Kopfschmerzen. Er berichtete, daß diese Kopfschmerzen sich bei der geringsten Erschütterung und bei Helligkeit, z.B. im Sonnenlicht, verschlimmerten. Der Patient erhielt eine Gabe Belladonna und war nach vorübergehender Verschlimmerung von seinen Kopfschmerzen befreit, da Belladonna diese Schmerzen verursachen konnte.
Ein anderer, der darüber zu klagen hatte, daß sich seine Magenschmerzen immer in der Zeit von 16.00 Uhr nachmittags bis 20.00 Uhr abends bemerkbar machten, bekam Lycopodium, weil es möglich war, mit Lycopodium Schmerzen zu erzeugen, die in eben dieser genannten Zeit auftraten. Nach Verabreichung der Arznei hatte der Patient bald keine Schmerzen mehr.
Ein andermal schilderte jemand Schwächezustände. Sie zeigten sich besonders vormittags ab 11.00 Uhr und hielten bis zum zeitigen Nachmittag an. Der Betreffende bekam Sulfur verordnet, weil man mit dieser Arznei eine Schwäche erzeugen konnte, die besonders in der beschriebenen Zeit auftrat. Die Beschwerden waren bald behoben.
Durch Anwendung der Ähnlichkeitsregel war Hahnemann in der Lage, mit seinen Arzneien Krankheiten zu heilen, die er mit denselben Arzneien bei Gesunden in ähnlicher Form erzeugen konnte. Das Anwenden der Ähnlichkeitsregel ist der erste Schritt, die Krankheit mit Hilfe der Homöopathie anzunehmen.
Am Beispiel des Schmerzes sei dies dargestellt.

Die Schulmedizin ist dadurch gekennzeichnet, daß sie den Schmerz durch Betäubung verdrängt, mit allen dazugehörigen Folgen.
In der Homöopathie muß der Mensch den Schmerz erst einmal annehmen, um die dabei charakteristischen Symptome zu erkennen.
Dann kann er sie dem Arzt schildern, damit dieser die beobachteten Symptome der passenden Arznei zuordnet.
Ein Schmerz, der sich in Bewegung bessert, verlangt in der Regel nach einem anderen Mittel als einer, der sich in Ruhelage bessert.
Man muß erfassen, ob sich der Schmerz im Sitzen oder Stehen, unter Federbetten, zu verschiedenen Tageszeiten, durch Kälte oder Wärme, durch Druck oder Berührung bessert oder aber verschlimmert.
Es ist wichtig, ob ein Schmerz an einer bestimmten Stelle verharrt oder laufend den Ort wechselt. Manchmal bringt es dem Kranken Erleichterung, wenn er in seinen Schmerzen viel spricht, jedoch ein andermal machen ihm eigenes oder fremdes Reden seine Schmerzzustände unerträglich. Nur wenn Arzt und Patient zunächst einmal das Krankheitsgeschehen, d.h. die Beschwerde, annehmen, statt in angsteinflößende, fragwürdige Diagnosen zu flichen, ist es möglich, die charakteristischen Symptome zu erkennen und die heilende Arznei zu finden.

Homöopathische Verschlimmerung

Die bereits erwähnte Erstverschlimmerung ist ein weiterer Schritt, wie durch homöopathisches Heilen der Sinn des Krankseins erfüllt wird oder wie der Mensch durch Annehmen seiner Krankheit gesund wird.
Jede gut gewählte homöopathische Arznei verschlimmert in der Regel erst die Symptome (d.h. die Krankheit), die sie zu heilen in der Lage ist. Nach dieser Verschlimmerung kommt es nahezu gesetzmäßig zu Besserung und Heilung. Es ist so, als ob nur die durch eine homöopathische Arznei verschlimmerte (bes. chronische) Krankheit die Vorgänge auslöst, die zu Besserung und Heilung führen. Es ist des weiteren so, als ob die natürliche Krankheit das von allein entweder gar nicht oder nur sehr unvollkommen schafft.
In der Schulmedizin wird erst betäubt oder unterdrückt, und dann kommen die Beschwerden umso schlimmer wieder.
Bei homöopathischem Heilen wird das Symptom oder die Krankheit erst schlimmer, dann folgen Besserung und Heilung.
Wie das vor sich geht, weiß niemand zu sagen; denn mit den üblichen sogenannten wissenschaftlichen Maßstäben ist das nicht – oder noch nicht – zu erfassen.
Die potenzierte homöopathische Arznei wirkt nicht nach den bekannten chemisch-physikalischen Gesetzen auf den menschlichen Organismus ein.
Weiter unten wird noch einiges über die potenzierte Arznei auszuführen sein.
Vorher möchte ich einen Gedanken Hahnemanns wiedergeben, der mir sehr einleuchtend erscheint. Hahnemann geht davon aus, daß jedes Kranksein seine Ursache in einer Störung der Lebenskraft oder des vegetativen Systems hat.
Wenn man heilen will, so muß man diese Störung der Lebenskraft beseitigen; dann wird der Mensch in seiner Gesamtheit gesund.

Hahnemann führt aus:
Die homöopathische Arznei wirkt dynamisch – mit einem Energieimpuls – auf die Lebenskraft ein; sie beseitigt die hier bestehende und krankmachende natürliche Störung. Statt dessen löst sie eine künstliche (bzw. arzneilich verursachte) und stärker krankmachende Störung des vegetativen Systems aus. Wenn nun die Arznei aufhört zu wirken, so ist erstens die ursprüngliche Störung der Lebenskraft beseitigt und zweitens vergeht auch die künstliche oder arzneilich verursachte Störung. Das Ergebnis sind Gesundheit und Wohlbefinden.
Der Erkrankte erlebt nach Verabreichung der homöopathischen Arznei seine Krankheit noch einmal in stärkerem Maße und wird danach gesund.
Homöopathie heißt wörtlich übersetzt: „Ähnliches Leiden", angewandt bedeutet es also, **durch Krankheit gesund werden. Indem der Kranke einen seiner natürlichen Krankheit ähnlichen Zustand vorübergehend in stärkerem Maße erlebt, wird er gesund.**

Potenzierte homöopathische Arznei

Bisher ist die Wirkungsweise der homöopathischen Arznei mit chemisch-physikalischen Gesetzen noch nicht zu erklären, ganz besonders deswegen nicht, weil sie in potenzierter Form verabreicht wird.
Was das heißt, sei nun etwas genauer ausgeführt.
Hahnemann hat im Laufe seines Lebens beobachtet, daß seine Arzneien umso tiefgreifender und länger wirkten, je mehr er sie vorher verdünnt und gleichzeitig verrieben oder verschüttelt hatte. (Trockene Substanzen wurden mit Milchzucker verdünnt und verrieben, flüssige Substanzen wurden mit Alkohol verdünnt und verschüttelt). Am Beispiel von Belladonna (= Tollkirsche) soll dies verdeutlicht werden. Der reine Arzneistoff Belladonna ist eine Flüssigkeit (der ausgepreßte Saft der gleichnamigen Pflanze). Nimmt man nun 1 ml Belladonna und verdünnt diese Menge mit 99 ml reinem Alkohol, so erhält man eine Verdünnung von Belladonna in C 1. (Bei Verreibungen geht man von 1 g trockener Arzneisubstanz und 99 g Milchzucker aus.) Für das Herstellen der homöopathischen Arznei ist es nicht nur wichtig zu verdünnen, die Verdünnung muß vielmehr auch eine gewisse Zeit verschüttelt oder verrieben werden. Den Vorgang des Verdünnens und Verschüttelns bzw. Verreibens nannte Hahnemann „Potenzieren" und dessen Ergebnisse „Potenzen". Wenn nun 1 ml Belladonna mit 99 ml reinem Alkohol verdünnt und verschüttelt worden ist, so erhält man die Potenz Belladonna C 1.
Wenn man nun von 100 ml Belladonna C 1 wieder 1 ml nimmt und diesen mit 99 ml reinem Alkohol verdünnt und verschüttelt, so bekommt man die Potenz Belladonna C 2.
In diesem Sinne kann man immerzu weiterpotenzieren.
Hahnemann hat beobachtet, daß er mit einem Tropfen einer Potenz von Belladonna C 30 tiefere und längere Wirkungen erzielen konnte als mit einem Tropfen Belladonna C 6.
In seinem „Organon der Heilkunst", das er mehrmals überarbeitet hat, empfiehlt er am Ende seines Lebens – mit weit

über 80 Jahren – als die am häufigsten angewandte Potenz die C 30.
Gemäß chemischen Gesetzen ist in einer Potenz Belladonna C 30 rein stofflich kein Belladonna mehr enthalten. Wenn aber bei einem akuten Kopfschmerz Belladonna die passende Arznei ist, so reicht ein Tropfen von Belladonna C 30, damit dieser Schmerz nach vorübergehender Verschlimmerung rasch verschwindet. Gibt man jedoch einen Tropfen von Belladonna C 6, so wird die anfängliche Verschlimmerung nicht so heftig sein, der Kopfschmerz wird gelindert, aber nicht völlig verschwunden sein. Daraus folgt, daß man dieselbe Arznei noch ein- bis zweimal wird wiederholen müssen, um dieselbe gute Wirkung wie mit Belladonna C 30 erzielen zu können.
Nach chemischen Gesetzen sind in einer Verdünnung von Belladonna C 6 noch geringe Mengen der Substanz Belladonna enthalten.
Wenn nun eine Gabe Belladonna C 30, in der – analytisch gesehen – kein Belladonna mehr enthalten ist, stärker wirkt als eine Gabe Belladonna C 6 (in der noch geringe nachweisbare Mengen des ursprünglichen Arzneistoffes vorhanden sind), so kann die Arznei nicht stofflich wirken, im Sinne bislang bekannter chemisch-physikalischer Gesetze. Wahrscheinlich wird durch den Vorgang des Potenzierens ein dynamischer Impuls, eine heilende Kraft, frei der (bzw. die) in der rohen Substanz enthalten ist.
Vermutlich ist dieser Impuls – oder diese Information – nicht nur an den Arzneistoff gebunden, sondern kann sich auch dem Lösungsmittel mitteilen, also dem reinen Alkohol oder dem Milchzucker.
Je höher ich eine Arznei potenziere, d.h. je öfter ich eine Arznei verdünne und gleichzeitig verschüttle oder verreibe, desto stärker wird ihre Wirkung, desto kräftiger wird der heilende Impuls, der von Verdünnungsstufe zu Verdünnungsstufe an das jeweilige Lösungsmittel weitergegeben wird.
Hahnemann selbst hat viel mit der 30. Potenz gearbeitet, nur vereinzelt hat er die 60. Potenz angewandt. Spätere Generationen von homöopathischen Ärzten haben sich mit Hilfe von

Potenziermaschinen viel höhere Potenzen hergestellt. So gab es die Möglichkeit, Arzneien in C 1000-er, C 10.000-er und C 100.000-er Potenzen anzuwenden.
Es ist eine Erfahrungstatsache, daß die tiefen Potenzen schwächer und kürzer wirken, die hohen Potenzen hingegen stärker und länger. Die Verschlimmerung, die nach gut gewählten hohen Potenzen auftreten, sind wesentlich heftiger als diejenigen nach tieferen Potenzen.
Doch in demselben Maße, wie die anfänglichen Verschlimmerungen heftiger sind, ist der Heilungsverlauf rascher und gründlicher. Ebenso hält die Wirkung von hohen Potenzen viel länger an als die von tiefen. Eine hohe Potenz wiederholt man entweder gar nicht mehr oder nur in Abständen von mehreren Wochen. Es ist nicht ungewöhnlich, daß zwischen zwei Gaben ein Zeitraum von 6–8 Wochen liegt.
LM-Potenzen sind eine besondere Form von Hochpotenzen, die Hahnemann in seinen letzten Lebensjahren in Paris entwickelt hat.
Die tieferen LM-Potenzen haben den Vorteil, daß sie relativ hoch potenziert sind, doch in kürzeren Abständen wiederholt werden können.
Für die Wiederholung der Hochpotenzen gilt eine Grundsatzregel: Nach Verabreichung der Arzneipotenz werden die Beschwerden schlimmer, und nach dieser Verschlimmerung tritt eine deutliche Besserung ein. Wenn diese Besserung nachläßt und alte Symptome sich wieder bemerkbar machen, dann wird mit einer höheren Potenz dieselbe Arznei wiederholt.
Wenn ich dem Patienten z.B. eine Gabe Lycopodium 5.000 (VM) gegeben habe, so verabreiche ich ihm bei der Wiederholung – in der Regel sind dann 6–8 Wochen vergangen – eine Gabe Lycopodium 10.000 (XM).
Da ich mir meine Hochpotenzen mit Hilfe einer von mir entworfenen Potenziermaschine selbst herstelle, bin ich unabhängig in der Bestimmung der Potenzstufen. Abweichungen von der oben genannten Wiederholungsregel lassen sich gut im 1. Band der „Chronischen Krankheiten" von Hahnemann oder in den „Homöopathischen Vorlesungen" von Kent nachlesen, einem großen homöopathischen Arzt aus den U.S.A.

Akute und chronische Krankheit

Mit der Frage nach der Wiederholung der Arzneigabe begegnet man besonders bei der hohen Potenz – zwei anderen wesentlichen Begriffen:
Nämlich dem der akuten und der chronischen Krankheit.
Eine akute Krankheit oder Beschwerde heilt in der Regel nach einer einmaligen Gabe einer gut gewählten und hochpotenzierten Arznei (nach vorübergehender Verschlimmerung). Wiederholungen sind normalerweise nur bei chronischen Krankheiten erforderlich.
Wer ernsthaft Homöopathie macht, der wird beobachten, daß die akuten Krankheiten und chronischen Leiden eines Menschen nicht verschiedene Krankheiten sind. Seine akuten und chronischen Krankheiten sind nur verschiedene Erscheinungsbilder ein und derselben Krankheit.
Im Grunde genommen sind akute Beschwerden und Krankheiten nichts anderes als das vorübergehende Auflodern der in jedem Menschen schlummernden chronischen Krankheit.
Je gründlicher wir homöopathisch behandeln und je größer unsere Erfahrung im Umgang mit der Homöopathie wird, desto besser sind wir in der Lage, die chronische Krankheit eines Menschen zu erfassen und zu bessern. Eine chronische Krankheit vollkommen auszuheilen, scheint mir dem Sinn unseres Erdenlebens zu widersprechen und unmöglich zu sein.
Damit will ich nicht sagen, daß wir langjährige Übel wie z.B. Migräne, Angstzustände, Rheumatismus, Asthma oder Hautausschläge nicht bessern oder zum Verschwinden bringen können, doch den beschwerdefreien Menschen können und sollen wir auch mit der besten Arznei nicht zaubern.
Beim intensiven Umgang mit der chronischen Krankheit verliert die akute Krankheit ihre Bedeutung und ihren Schrecken. Die akute Krankheit ist nichts weiter als ein Intermezzo der chronischen Krankheit.
Je mehr wir letztere arzneilich erfassen, desto weniger oder harmloser macht sich erstere bemerkbar. Oft genug erweist

sich die chronische Arznei eines Patienten auch als sehr hilfreich und heilsam bei seinen akuten Krankheiten. Grundsätzlich dürfte für jeden Menschen gelten, daß jedes natürliche Ausheilen einer akuten Krankheit gleichzeitig auch ein Stück Heilung seiner schlummernden chronischen Krankheit ist.
Hierin liegt die große Bedeutung der Kinderkrankheiten; ein Kind wird umso gesünder, je ungestörter es seine verschiedenen Wechselfieber und üblichen Kinderkrankheiten austragen darf.
Wer sich intensiv darum bemüht, auf homöopathischem Wege zu heilen, den lehrt die Erfahrung, daß oftmals akute Krankheiten eine Art Heilung für chronische Krankheiten sind. Häufig kann eine akute Krankheit als heilsame Folge einer oder mehrerer verabreichter Hochpotenzen betrachtet werden. Es ereignete sich nicht nur einmal, daß ein Patient, der jahrelang kein Fieber mehr gehabt hatte, und der von mir wegen seiner chronischen Krankheit wiederholt ansteigende Hochpotenzen seiner Arznei erhielt, plötzlich wieder heftige Fieberattacken bekam und sich danach viel besser fühlte als vorher.
Die Betroffenen erzählen oft von sich aus, daß sie ein solches Fieber als ein Zeichen zunehmender Abwehrkraft und gesunden Verhaltens erleben. Das Gegenteil beobachten wir in der Schulmedizin. Akute Erkrankungen werden sowohl bei Kindern als auch bei Erwachsenen systematisch unterdrückt. Die Patienten werden daran gehindert, ihre akuten Infekte auf natürlichem Wege auszuheilen.
Die Folge ist ein beschleunigtes Auftreten der chronischen Krankheiten (– die Zahl der chronisch kranken Kinder ist heute Legion –) oder eine Verschlimmerung bestehender chronischer Krankheiten.
Während sich die Schulmedizin mit Hilfe der einzelnen Fachbereiche auf jede akute Krankheit und auf jedes Symptom der chronischen Krankheit wie auf ein einmaliges Ereignis stürzt, erfaßt sie nicht, daß es sich bei jedem Menschen immer nur um eine einzige – nämlich seine ureigenste – Krankheit handelt. Durch Unterdrückung einzelner Symptome macht sie die Krankheit insgesamt schlimmer.

Der Urologe, der eine Nierenbeckenentzündung „erfolgreich behandelt hat", schickt den Patienten (der danach vielleicht über Magenbeschwerden klagt) zum Internisten.
Der Internist schickt seinen Patienten nach „erfolgreicher Behandlung eines Magengeschwüres" zum Neurologen, wenn der Patient nach Verschwinden des Magengeschwürs über Angstzustände geklagt hat.
Nach der „erfolgreichen Anwendung eines Psychopharmakons" schickt der Neurologe den Patienten zum Hautarzt, falls sich ein Hautausschlag bemerkbar macht. Wenn der Dermatologe sein Cortison „erfolgreich salben" ließ und Asthma die Folge ist, dann kommt der Lungenfacharzt an die Reihe. Dieser denkt überhaupt nicht mehr an den Urologen, der mit der ersten „erfolgreichen Behandlung" begonnen hatte. So kann es weitergehen, bis der betroffene Patient eines zeitigen, unnatürlichen und qualvollen Todes stirbt.
Der Glaube, daß derselbe Mensch immer wieder verschiedene Krankheiten hat, ist die Grundlage für die Aufgliederung in so viele Fachbereiche innerhalb der Schulmedizin. Oft betreuen mehrere Fachärzte ein und denselben Patienten gleichzeitig.
Die Auslieferung an diesen Glauben bringt es mit sich, daß die Menschen immer kranker anstatt gesünder werden. In der Homöopathie erleben wir, daß wir mit einem fundierten Arzneimittelwissen unproblematisch akute Krankheiten und Beschwerden heilen können. Je ernsthafter wir uns mit der Homöopathie im Sinne Hahnemanns befassen, desto mehr werden wir begreifen, daß jede akute Krankheit nur das Auflodern der schlummernden chronischen Krankheit eines Menschen ist.
Wir erleben dann, wie das homöopathische Ausheilen der akuten Krankheit auch einen Teil Heilung der chronischen Krankheit bedeutet, die zu jedem Menschen gehört.
Je mehr wir die chronischen Krankheiten eines Patienten arzneilich erfassen, desto mehr verliert seine akute Krankheit an Schrecken.
Der Patient erspart sich so einen langen, mühevollen und leidvollen Weg durch die einzelnen Fachbereiche der Schulmedizin.

Homöopathische Anamnese und Arzneiwahl

Wer im Sinne Hahnemanns Homöopathie praktiziert, braucht als Grundlage die Erhebung einer homöopathischen Anamnese, um die chronische Krankheit eines Menschen erfassen zu können. Eine homöopathische Anamnese setzt sich – grob umrissen – aus 3 Teilen zusammen. Der erste Teil umfaßt das, was der Patient von allein über seine Beschwerden, seine Krankheitsgeschichte und seine Gesamtsituation erzählt.
Der zweite Teil besteht aus einer sorgfältigen Schilderung der bisherigen Krankheitserscheinungen und den dazugehörigen therapeutischen Maßnahmen. Den dritten Teil bildet ein sorgsam ausgearbeiteter Katalog von Fragen, die ich selbst stelle und von deren Beantwortung ich mir weitere Hinweise auf charakteristische Körper- und Gemütssymptome erwarte.
Ich halte mich hier an ein Grundmuster, wie es Hahnemann in seinem „Organon der Heilkunst" vorgegeben hat. Er sagt in diesem Zusammenhang, daß das sorgfältige Erheben einer homöopathischen Anamnese der vielleicht schwierigste Teil der homöopathischen Arbeit sei.
Nach einer solchen Anamnese stelle ich die geschilderten und beobachteten Symptome zusammen. Ich versuche die charakteristischen herauszufinden und sie der heilenden Arznei zuzuordnen. (Das ist diejenige, mit der ich die krankhaften Symptome in Ähnlichkeit erzeugen kann.)
Ein wichtiges Hilfsmittel dabei ist ein sogenanntes Repertorium, das ein großer homöopathischer Arzt, der Amerikaner J. T. Kent, Anfang dieses Jahrhunderts zusammengestellt hat. In diesem Repertorium hat er die Symptome der bis dahin bekannten, insbesondere der von Hahnemann geprüften, Arzneien alphabetisch und nach Körperregionen geordnet. Wenn sich nun bei mehreren charakteristischen Symptomen immer wieder dieselbe Arznei findet, so ist das ein wichtiger Hinweis,

daß diese auch die heilende sein kann. Die Arzneiwahl mit Hilfe eines solchen Repertorium nennt man repertorisieren.
Mit einem Repertorium ist es möglich, relativ rasch Arzneihinweise zu bekommen. Repertorien gab es auch schon zu Hahnemanns Zeiten. Doch sowohl Hahnemann als auch Kent betonen, daß ein Repertorium kein Ersatz für ein gründliches Studium der Arzneimittellehre sei, woraus dann ein gutes Arzneimittelwissen resultiert.
Wenn wir die Symptome eines Patienten bei einer von Hahnemann geprüften Arznei wiederfinden, so ist das die beste Voraussetzung für eine gute Arzneiwahl.

II. Teil

Homöopathische Hausapotheke

Es empfiehlt sich die Arzneien in LM-Potenzen und in Tropfenform einzunehmen; die Höhe der LM-Potenzen und ihre Dosierung sind bei den einzunehmenden Arzneien angegeben.
Vor Arzneieinnahme ist das Fläschchen mehrmals zu schütteln.
Chemische Medikamente, Genußmittel und chemisch behandelte Nahrung stören die homöopathische Arznei und sind zu vermeiden.

Folgende Arzneien sollte man in den angegebenen Potenzen zu Hause haben:

Arnica	6 LM
Arsenicum album	6 LM
Belladonna	6 LM
Calcium carbonicum	6 LM
Chamomilla	6 LM
Hepar sulfuris	6 LM
Lachesis	6 LM
Mercurius solubilis	6 LM
Nux vomica	6 LM
Pulsatilla	6 LM
Rhus toreicodeudron	6 LM
Sepia	6 LM
Silicea	6 LM
Sulfur	6 LM

Sulfur-Kur

Diese Hausapotheke ist für den Laien eine Hilfe bei akuten Beschwerden, Schmerzen und Krankheiten. Sie kann rasch und unkompliziert bewährte homöopathische Arzneien vermitteln, die bei häufig auftretenden akuten Symptomen nach vorübergehender Verschlimmerung bald Besserung und Heilung bringen.
Für die Behandlung chronischer Symptome ist diese Hausapotheke nicht geeignet. Eine Ausnahme ist die Abwehrschwäche, die meist ein chronisches Ereignis darstellt.
Die Erfahrung zeigt täglich, daß Patienten, die im Laufe ihres Lebens Antibiotika, Schmerzmittel, Hormone, Beruhigungs- und Genußmittel zu sich genommen haben, unter Folgezuständen leiden. Dabei kann die Einnahme des Medikaments auch Jahre zurückliegen. Hierzu gehören auch die Beschwerden, die sich nach Operationen bemerkbar machen.
Die nach Operationen sowie Medikamenten- und Genußmitteleinnahme auftretenden Zustände nenne ich Abwehrschwäche.
Bei dieser Abwehrschwäche hat sich Sulfur als **die** große bessernde und heilende Arznei erwiesen.
Jeder Mensch, der in seinem Leben schon einmal Medikamente, insbesondere Antibiotika, zu sich genommen hat, sollte nicht versäumen, eine Sulfurkur zu machen (siehe Rubrik „Abwehrschwäche").
Dasselbe gilt für Raucher, die die Absicht haben, das Rauchen aufzugeben. Die regelmäßige Einnahme von Sulfur wird Impulse vermitteln, die das schwierige Vorhaben erleichtern. Mit dieser Arznei kann auf alle Fälle den Schäden begegnet werden, die durch die Einnahme von Medikamenten und Genußmitteln verursacht worden sind.
Die genannte Abwehrschwäche wird daraufhin in den meisten Fällen verschwinden. Eine Ausnahme sind diejenigen Patienten, die zur Beseitigung dieser Abwehrschwäche Hochpotenzen brauchen, weil die Störung so tief sitzt.

Je höher eine Arznei potenziert ist, desto tiefer und durchschlagender wirkt sie, desto intensiver sind aber auch ihre anfänglichen Verschlimmerungen. Den Gebrauch dieser Hochpotenzen empfehle ich in einer solchen Hausapotheke nicht. Er erfordert ein gründliches Arzneimittelwissen und Erfahrung im Umgang mit solchen Potenzen.
Wer mit Sulfur in den unten aufgeführten LM-Potenzen nicht zurechtkommt, sollte sich an einen Arzt wenden, der Homöopathie im Sinne Hahnemanns praktiziert. Wer darüberhinaus das Glück hat, in Sulfur die passende Arznei für **seine** chronische Krankheit gefunden zu haben, wird für den Rest seines Lebens nicht darauf verzichten, immer wieder zu dieser heilsamen Arznei zu greifen.
Mit Sicherheit wird dieser Mensch früher oder später einen Heilkundigen finden, der ihm in angemessenen Abständen immer wieder eine Hochpotenz Sulfur verabreichen wird.
Wer für seine ursprüngliche chronische Krankheit nicht Sulfur braucht, der schafft sich durch die Sulfurkur günstige Voraussetzungen, seine chronischen Beschwerden dauerhaft zu bessern. Eine nach einer solchen Kur gewissenhaft durchgeführte homöopathische Anamnese wird eine Arznei ergeben, die der Betreffende für seine chronische Krankheit braucht.
Wer sich zu einer solchen Sulfurkur entschließt, muß damit rechnen, daß es zu sogenannten intercurrenten (zwischendurch auftretenden) akuten Beschwerden und Krankheiten kommt.
Diese akuten Krankheiten sind dann das Mittel, mit dessen Hilfe die betroffenen Patienten ihre fehlenden Abwehrkräfte wieder aufbauen.
Ein Mensch, der auf Grund seiner medikamentös verursachten Leistungsschwäche Sulfur einnimmt und Fieber bekommt, muß dies Fieber als eine gesunde Reaktion auf die Sulfureinnahme betrachten. (Das gilt für jede andere akute Beschwerde genauso, die dabei auftritt.)
Wer eine solche Fieberattacke ausheilt, wird erleben, daß seine Beschwerden von Seiten der Leistungsschwäche deutlich weniger werden. Der Raucher wird nach dem Ausheilen sol-

cher zwischenzeitlich auftretenden akuten Krankheiten beobachten können, daß seine Energie zunimmt, den Verzicht auf das Nikotin in die Praxis umzusetzen.
Grundsätzlich hört man beim Auftreten akuter Beschwerden oder Krankheiten mit der Einnahme von Sulfur auf und nimmt dann das Mittel, welches gemäß der Hausapotheke das passende ist.
Sind die akuten Symptome abgeklungen, setzt man die Sulfurkur in der vorgegebenen Weise fort.
In diesem Sinne ist die Abwehrschwäche eine chronische Erscheinung, die mit Hilfe der Hausapotheke erfolgreich behandelt werden kann.
Grundsätzlich sei festgehalten, daß das homöopathische Ausheilen akuter Krankheiten die dazugehörige chronische Krankheit bessert und der Heilung ein Stück näher bringt.
Die einzelnen Abschnitte der Hausapotheke sind mit relativ viel freiem Platz versehen, der für eventuelle eigene Ergänzungen gedacht ist.

Abwehrschwäche

Sulfurkur; (siehe Sulfurkur S. 52)
Wenn ein Infekt dem anderen folgt;
Wenn Medikamente (bes. Antibiotika) eingenommen wurden oder werden;
Schwäche nach unterdrückten Infekten;
regelmäßiger Genuß von Kaffee, Tee, Alkohol und Nikotin;

Sulfur 6 LM *(1×5 Tropfen täglich für 1 Jahr)*

Abszeß

eitriger schmerzender Abszeß, an jeder beliebigen Stelle

Mercurius solubilis 6 LM *(1×5 Tropfen täglich)*

wenn bei dem Abszeß in Folge von Schmerzen Ohnmacht eintreten kann

Hepar sulfuris 6 LM *(1×5 Tropfen täglich)*

Aphthen

Geschwürbildung auf Wangenschleimhaut und am Zahnfleisch, schmerzend

Mercurius solubilis 6 LM *(1×5 Tropfen täglich)*

Folgen von Ärger

Kummer als Folge von Ärger

Ignatia 6 LM *(1×5 Tropfen täglich)*

Schmerzen und andere Beschwerden als Folge von Ärger

Natrium muriaticum 6 LM *(1×5 Tropfen täglich)*

Zorn als Folge von Ärger

Chamomilla 6 LM *(1×5 Tropfen täglich)*

Asthma

Asthma ist eine chronische Krankheit und kann mit Hilfe dieser Hausapotheke nicht ausgeheilt werden.
Wenn aber der Asthmaanfall das erstemal auftritt oder erst seit ganz kurzer Zeit Asthmaanfälle auftreten, so sollte man einen Versuch machen mit:

Arsenicum album 6 LM
wenn nötig alle halbe Stunden 1×5 Tropfen;
wenn es besser wird, gibt man seltener;

Dieser Versuch ist auf alle Fälle besser als die Unterdrückung eines Asthmaanfalles mit chemischen Medikamenten.

Bauchschmerzen

Bauchschmerzen, mit und ohne Fieber (verbunden mit der Angst vor Blinddarmentzündung)

Sulfur 6 LM *(1×5 Tropfen täglich)*

Bettnässen

für etwa 2 Monate

Sulfur 6 LM *(1×5 Tropfen jeden Abend)*

wenn es besser wird, so gibt man die Arznei solange bis die Störung behoben ist;
wenn nach 2 Monaten keine Besserung erfolgt ist, dann gibt man für weitere 2 Monate

Causticum 6 LM *(1×5 Tropfen jeden Abend)*

wenn es besser wird, so gibt man die Arznei solange, bis die Störung behoben ist;
wenn nach 2 Monaten keine Besserung erfolgt ist, dann gibt man für weitere 2 Monate

Calcium carbonicum 6 LM *(1×5 Tropfen jeden Abend)*

wenn es besser wird, so gibt man die Arznei solange, bis die Störung behoben ist;
wenn nach 2 Monaten noch keine Besserung erfolgt ist, so fängt man wieder – wie oben angegeben – mit Sulfur an und setzt gegebenenfalls mit Causticum bzw. Calcium carbonicum fort; beim zweitenmal werden die Arzneien in der 12.LM-Potenz gegeben, ansonsten verfährt man wie beim erstenmal.

Blasenentzündung

häufiger Harndrang, wenig Urinabgang, Schmerzen vor, während und nach dem Wasserlassen

Pulsatilla 6 LM *(2×5 Tropfen täglich)*

Wenn es nur nach dem Wasserlassen brennt

Sepia 6 LM *(1×5 Tropfen täglich)*

Wenn der Urin blutig ist

Phosphor 6 LM *(1×5 Tropfen täglich)*

Durchfall

nach zu schweren Speisen

Pulsatilla 6 LM *(1×5 Tropfen täglich)*

mit Erbrechen

Arsenicum album *(1×5 Tropfen täglich)*

Erbrechen

nach verdorbenem Magen

Pulsatilla 6 LM *(1×5 Tropfen täglich)*

mit Durchfall

Arsenicum album *(1×5 Tropfen täglich)*

sofern der Betroffene nicht bereits eine Sulfurkur durchführt, bei jeder Fieberattacke erst einmal eine Gabe

Sulfur 18 LM (1×5 Tropfen)

dann einen Tag warten.
Wenn das Fieber nach vorübergehender Erhöhung fällt, nichts mehr oder eine Arznei einnehmen, die dem Symptom entspricht, welches nach dem Fieber kommt (z.B. Husten, Schnupfen, Ohrenschmerzen etc.).
Bleibt das Fieber hoch nach Sulfur, war es **plötzlich gekommen, phantasiert** der Fiebernde, dann

Belladonna 6 LM (3×5 Tropfen täglich)

hat der (die) Fiebernde **keinen Durst und Abneigung gegen Getränke** jeder Art, dann

Conium 6 LM (1×5 Tropfen täglich)

hat der (die) Fiebernde **Hunger und ißt auffallend gut**, dann

Phosphor 6 LM (1×5 Tropfen täglich)

hat der (die) Fiebernde **Verlangen nach warmer Milch**, dann

Bryonia 6 LM (2×5 Tropfen täglich)

Kommt das Fieber **unregelmäßig wieder, mehrmals des Tages, zu unregelmäßigen Tageszeiten**, dann

Sepia 6 LM (1×5 Tropfen täglich)

ist der (die) Fiebernde **auffallend trocken**, dann

Silicea 6 LM (1×5 Tropfen täglich)

Fieber und **Bauchschmerzen** – siehe Bauchschmerzen;
Fieber und **Halsschmerzen** – siehe Halsschmerzen;
Fieber und **Husten** – siehe Husten;
Fieber mit **Kieferhöhlenentzündung** – siehe Schnupfen;
Fieber und **Nierenschmerzen** – siehe Nierenschmerzen;
Fieber und **Ohrenschmerzen** – siehe Ohrenschmerzen;
Fieber mit **Stirnhöhlenentzündung** – siehe Schnupfen;
Fieber und **Zahnung** – siehe Zahnschmerzen;

Furunkel

siehe Abszeß

Gehirnerschütterung

siehe Verletzungen

Grippe

bei ersten Erkältungszeichen im Nasen-Rachenraum, bei Schwere und Schmerzhaftigkeit der Glieder

Nux vomica 6 LM *(1×5 Tropfen täglich)*

wenn bei der Grippe Fieber im Vordergrund steht – siehe Fieber – Seite 65
wenn Husten das Hauptsymptom der Grippe ist, dann

Bryonia 6 LM *(3×5 Tropfen täglich)*

wenn Schwäche das auffallendste Symptom der Grippe ist, dann

Arsenicum album *(1×5 Tropfen täglich)*

Halsschmerzen

roter Hals, Schmerzen, Mandelentzündung, mit und ohne Fieber

Belladonna 6 LM *(3×5 Tropfen täglich)*

eitrige Mandelentzündung, mit und ohne Fieber

Mercurius solubilis 6 LM *(1×5 Tropfen täglich)*

rechtsseitige Halsschmerzen, rechtsseitige Mandelentzündung, mit und ohne Fieber

Lycopodium 6 LM *(1×5 Tropfen täglich)*

linksseitige Halsschmerzen, linksseitige Mandelentzündung, mit und ohne Fieber

Lachesis 6 LM *(1×5 Tropfen täglich)*

Scharlach (= Halsschmerzen, Ausschlag, Himbeerzunge, Fieber)

Belladonna 6 LM *(3×5 Tropfen täglich)*

Heuschnupfen

Heuschnupfen ist eine chronische Krankheit und kann mit Hilfe dieser Hausapotheke nicht ausgeheilt werden.
Bei einem akuten Heuschnupfenanfall sollte man einen Versuch machen mit

Pulsatilla 6 LM *(3×5 Tropfen täglich)*
oder Pulsatilla 6 LM und Silicea 6 LM im Wechsel
(tagsüber alle 3 Stunden 1×5 Tropfen)

Pulsatilla ist auf alle Fälle besser als die Unterdrückung eines akuten Heuschnupfenanfalles mit einem chemischen Medikament.

Hexenschuß

siehe Rückenschmerzen

Husten (= Lungenentzündung)

Husten mit Fieber, bei Grippe, stechende Schmerzen in der Brustwand bei tiefem Atmen, jede Bewegung tut weh, dann

Bryonia 6 LM *(3×5 Tropfen täglich)*

Keuchhusten

Drosera 6 LM *(2×5 Tropfen täglich)*

Krupphusten

Hepar sulfuris 6 LM *(1×5 Tropfen täglich)*

und im Kruppanfall

Spongia 6 LM *(1×5 Tropfen)*

Ischias

wenn Ruhe den Schmerz lindert

Bryonia 6 LM *(3×5 Tropfen täglich)*

wenn ständige Bewegung den Schmerz lindert

Rhus toxikodendron 6 LM *(3×5 Tropfen täglich)*

wenn das schmerzende Bein an den Bauch gezogen werden muß

Colocynthis 6 LM *(3×5 Tropfen täglich)*

Kieferhöhlenentzündung

siehe Schnupfen

Knochenbrüche

nach Knochenbrüchen aller Arten:
erst eine einmalige Gabe:

Arnica 24 LM *(1×5 Tropfen)*

dann

Symphytum 6 LM *(1×5 Tropfen täglich für 3 Monate)*

wenn der Bruch operiert wird – vor der Operation: 1 Gabe

Arnica 30 LM *(1×5 Tropfen)*

nach der Operation:

Symphytum 6 LM *(1×5 Tropfen täglich für 3 Monate –)*

treten dann noch Schmerzen auf – dann

Symphytum solange bis die Schmerzen abgeklungen sind

Kopfschmerzen

wenn der Schmerz im Kopf hin- und herwandert

Pulsatilla 6 LM *(1×5 Tropfen)*

wenn der Schmerz plötzlich auftritt, sich schnell verschlimmert

Belladonna 6 LM *(3×5 Tropfen täglich)*

wenn der Schmerz allmählich beginnt

Bryonia 6 LM *(3×5 Tropfen täglich)*

Kreislaufkollaps

siehe Schwäche

Lungenentzündung

siehe Husten

Menstruationsbeschwerden

siehe Regelschmerzen

Mittelohrentzündung

siehe Ohrenschmerzen

Mumps

schmerzhafte Schwellung der Drüsen hinter und unter dem Ohr, mit und ohne Fieber

Mercurius solubilis 6 LM *(1×5 Tropfen täglich)*

Nierenbeckenentzündung

Nierenschmerzen, mit und ohne Fieber, Schmerzen beim Wasserlassen, auch davor und danach, veränderter Urin (Geruch und Farbe)

Sulfur 6 LM und Lycopodium 6 LM
(2×5 Tropfen täglich von jeder Arznei)

Ohrenschmerzen (= Mittelohrentzündung)

plötzlicher Ohrenschmerz, mit und ohne Fieber

Belladonna 6 LM und Chamomilla 6 LM
stündlich 1×5 Tropfen im Wechsel bis zum Abklingen der Schmerzen;

Ohrenschmerzen, wenn ein Schnupfen gleichzeitig da ist oder vorausgeht, mit und ohne Fieber

Pulsatilla 6 LM (2×5 Tropfen täglich)
wenn die Schmerzen anfangs noch sehr stark sind, zusätzlich (wenn nötig alle halben Stunden)
1×5 Tropfen Chamomilla;

wenn das oder die Ohren eitrig absondern, mit und ohne Fieber

Pulsatilla (1×5 Tropfen täglich) bis das Ohr trocken ist

Regelschmerzen

in den ersten Jahren der Geschlechtsreife

Pulsatilla 6 LM *(2×5 Tropfen täglich)*

wenn die Schmerzen krampfartig sind

Belladonna 6 LM *(3×5 Tropfen täglich)*

Rückenschmerzen (= Hexenschuß)

nach Verheben, Rückenschmerzen besonders im Nackenbereich

Sepia 6 LM *(1×5 Tropfen täglich)*

nach Verheben, Rückenschmerzen in der Becken- und Lendengegend mit gleichzeitig auftretender Mattigkeit

Natrium carbonicum 6 LM *(1×5 Tropfen täglich)*

nach Verheben gleich Rückenschmerzen

Calcium carbonicum 6 LM *(1×5 Tropfen täglich)*

Rückenschmerzen, die sich nur in Ruhe bessern

Bryonia 6 LM *(1×5 Tropfen täglich)*

Rückenschmerzen, die sich nur bei ständiger Bewegung bessern

Rhus toxikodendron 6 LM *(1×5 Tropfen täglich)*

Rückenschmerzen, nach Zerrung oder Verrenkung

Rhus toxikodendron 6 LM *(3×5 Tropfen täglich)*

Scharlach

siehe Halsschmerzen

Schmerzen

bei allen Schmerzen die sich bei **Bewegung** bessern, sollte man

Rhus toxikodendron 6 LM *(3×5 Tropfen täglich)*

versuchen, falls nicht andere Symptome auf eine andere Arznei hinweisen;

bei allen Schmerzen die sich **bei Ruhe** bessern, sollte man

Bryonia 6 LM *(3×5 Tropfen täglich)*

versuchen, falls nicht andere Symptome auf eine andere Arznei hinweisen;

bei allen **stechenden** Schmerzen sollte man

Kalium carbonicum 6 LM *(2×5 Tropfen täglich)*

versuchen, falls nicht andere Symptome auf eine andere Arznei hinweisen;

bei allen Schmerzen die mit **Frösteln und Frieren** verbunden sind, sollte man

Arsenicum album 6 LM *(2×5 Tropfen täglich)*

versuchen, falls nicht andere Symptome auf eine andere Arznei hinweisen.

Schnupfen

reichliche Absonderung aus der Nase

Pulsatilla 6 LM *(1×5 Tropfen täglich)*

Kieferhöhlenentzündung (= Schnupfen, der sich in die Kieferhöhle erstreckt) mit und ohne Fieber

Mercurius solubilis *(1×5 Tropfen täglich)*

Stirnhöhlenentzündung (= Schnupfen, der sich in die Stirnhöhle erstreckt) mit und ohne Fieber

Lycopodium 6 LM *(1×5 Tropfen täglich)*

Schnupfen und Ohrenschmerzen siehe Ohrenschmerzen

Schreckfolgen

Schmerzen und andere Beschwerden nach Erschrecken (z.B. über eine Todesnachricht)

Sulfur 6 LM *(1 × 5 Tropfen täglich)*

Kummer als Folge von Erschrecken

Ignatia 6 LM *(1 × 5 Tropfen täglich)*

Angst als Folge von Erschrecken

Silicea 6 LM *(1 × 5 Tropfen täglich)*

Schwäche (= Kreislaufkollaps)

plötzlich, Blässe, kalter Schweiß, Ohnmachtneigung

Veratrum album *(1 × 5 Tropfen täglich)*

Stirnhöhlenentzündung

siehe Schnupfen

Verletzungen

bei Zerrungen und Verrenkungen

Rhus toxikodendron 6 LM *(3×5 Tropfen täglich)*

bei Prellungen und Blutergüssen

Arnica 6 LM *(1×5 Tropfen täglich)*

offene, blutende Wunden

Arnica 6 LM *(1×5 Tropfen täglich)*

Gehirnerschütterung

Arnica 6 LM *(1×5 Tropfen täglich)*

Zahnschmerzen

Beschwerden bei Zahnung, mit und ohne Fieber

Chamomilla *(2×5 Tropfen täglich)*

Entzündung des Zahnfleisches

Mercurius solubilis 6 LM *(1×5 Tropfen täglich)*

Zahnschmerzen – besonders bei Kindern

Chamomilla 6 LM
(wenn nötig alle halben Stunden 1×5 Tropfen)

Zahnschmerzen bei Erwachsenen

Calcium carb. 6 LM *(1–3×5 Tropfen täglich)*